AF377188

ESSAI

DE

PHILOSOPHIE MÉDICALE.

PARIS. — RIGNOUX, IMPRIMEUR DE LA FACULTÉ DE MÉDECINE,
rue Monsieur-le-Prince, 31.

ESSAI

DE

PHILOSOPHIE MÉDICALE,

PAR

Octave SCELLES DE MONTDÉSERT,

Docteur en Médecine de la Faculté de Paris.

> Medicus enim philosophus Deo æqualis habetur.
> (HIPPOCRATE.)

PARIS.

A. COCCOZ, LIBRAIRE,

rue de l'École-de-Médecine, 30.

—

1859

INTRODUCTION.

I. Nécessité d'une théorie.
II. Origine de la médecine.
III. Grandeur de l'art médical.
IV. Spiritualisme et matérialisme.

ESSAI DE PHILOSOPHIE MÉDICALE.

DE L'HOMME . . . . { Organes. / Force vitale. / Ame.

DE LA MALADIE . . . . . { Cause. / Lésion. / Symptôme. / Maladie.

DE LA THÉRAPEUTIQUE. { Indications. { Genre de la maladie. / Causes. / Lésions. / Symptômes. / Complications.

Moyens { chirurgicaux. / pharmaceutiques. / hygiéniques.

INTRODUCTION.

I.

NÉCESSITÉ D'UNE THÉORIE.

> Medicina autem in philosophia non fundata, res
> infirmata est.
>
> (Bacon.)

La médecine est l'art de conserver la santé, de guérir la maladie, et de perfectionner l'homme.

Son sujet, c'est l'homme; son objet, la maladie; son but, la guérison; ses moyens, la thérapeutique.

Elle est à la fois une science et un art, car elle a ses dogmes et ses procédés d'application.

Le médecin étudie pour connaître et pour pratiquer; la médecine le met en rapport avec toutes les sciences; elle lui inspire l'amour de l'humanité, elle lui donne la connaissance de l'homme physique et moral, et elle lui permet de faire chaque jour l'application des plus beaux préceptes de la philosophie.

Les théories sont nécessaires pour harmoniser les diverses ramifications de la sience; sans leur secours, l'esprit humain ne peut embrasser un grand nombre de connaissances, ni s'élever à de hautes considérations, ni atteindre rien de difficile.

Les faits soigneusement constatés, les observations patiemment recueillies, ne sont encore que la matière d'une science. La science elle-même exige que ces faits soient soumis à une comparaison claire, à une généralisation féconde, à une classification précise ; en un mot, à une saine théorie.

Tout médecin instruit cherche à s'expliquer les maladies ; il veut se rendre compte de ce qu'il voit comme de ce qu'il fait.

Lorsque ses théories particulières s'enchaînent, se soutiennent entre elles, s'expliquent mutuellement, s'éclairent, se fortifient par la pratique, et se complètent l'une par l'autre, il a une *doctrine médicale*.

Les doctrines sont la vie de l'intelligence et l'honneur de la raison humaine. Ce sont elles qui, élevant la médecine au-dessus de ses objets déterminés, la ramènent au principe commun d'où toute science dérive, et, par ses raisons les plus hautes, l'expliquent ; ce sont elles qui constituent la *philosophie médicale*.

La philosophie médicale est indispensable au médecin qui veut cultiver sa profession à la manière antique, agrandir son horizon, et penser par lui-même. Elle est pour lui un guide précieux, une lumière qui le conduit dans les jours difficiles ; elle est sa religion, qui ne l'abandonne jamais et le console toujours ; elle résume le passé, juge le présent, prépare l'avenir.

L'esprit humain étudie la médecine comme les autres sciences physiques, et il est universellement reconnu que dans ces sciences les faits doivent être expliqués, interprétés, *théorisés*.

Il suffit de la moindre réflexion pour être convaincu que toute pratique suppose une théorie, et qu'en médecine, l'empirisme est impossible.

« Un empirique en médecine, dit Zimmermann, est un homme qui, sans songer même aux opérations de la nature, aux signes, aux causes des maladies, aux indications, aux méthodes, et surtout aux découvertes des différents âges, demande le nom d'une maladie, administre ses drogues au hasard ou les distribue à la ronde, suit sa routine et méconnaît son art. L'expérience d'un empirique est toujours fausse, parce que cet homme exerce son art sans le connaître, et suit les recettes des autres sans en examiner les causes, l'esprit et la fin. »

Il est cependant des médecins qui se vantent de déposer toute théorie au lit du malade. Dès qu'un moyen thérapeutique guérit une maladie donnée, ils l'emploient, disent-ils, sans raisonner; mais il est facile de voir que dans les faits particuliers comme dans les faits généraux, ils obéissent malgré eux à une théorie qui pour un autre est nettement formulée.

Les *faits particuliers* ne peuvent servir à enrichir la science et à constituer l'art qu'après avoir été examinés, pesés, définis. La réflexion suit le fait; elle cherche à l'expliquer, elle le soumet à des idées générales, elle se rappelle les faits semblables. L'esprit philosophique intervient; sans lui, il est impossible de porter ni diagnostic ni pronostic, de formuler aucun traitement. Le diagnostic et le pronostic sont des jugements. Le traitement est une induction fondée sur des raisons et des expériences; il est commandé par les indications et les contre-indications.

Les *faits généraux* résultent du rapprochement et de la comparaison des faits particuliers, de leurs analogies et de leurs différences.

La *généralisation* est le plus beau et le plus noble des procédés scientifiques; elle donne, en dernier résultat, ces tableaux méthodiques qu'on appelle des *classifications*. Tous les êtres de la nature y trouvent leur place déterminée; ils y sont réunis en classes, associés en ordres, groupés en genres, divisés en espèces. La clarté, la simplicité et l'ordre, pénètrent dans toutes nos connaissances; le jugement et la mémoire sont merveilleusement soulagés, la science est mise à la portée de tous. L'esprit philosophique est intervenu, et le monde a été en quelque sorte refait à notre image.

La vérité d'un fait est démontrée quand ce fait est conforme à la saine observation et à la saine expérience, et la vérité des propositions générales, des lois, des théories, est également démontrée quand elles ont été exactement déduites de faits bien observés (Bouillaud).

Et cependant on entend encore ce reproche humiliant retentir quelquefois dans nos écoles : *Toute théorie devient inutile dans la pratique.*

Les médecins se frappent eux-mêmes avec les armes de leurs adversaires. Les observateurs de l'homme seraient-ils donc les seuls qui ne sachent pas observer ? La théorie ne serait-elle pas pour la médecine ce qu'elle est pour les autres sciences : *le résultat des faits réduit en principe ?*

« Médecins, s'écriait Broussais, condamnez, j'y consens, les vaines hypothèses et les fantômes monstrueux de l'imagination, mais ne les confondez pas avec la véritable théorie. Observez bien, rapprochez avec habileté, et vous aurez une théorie qui ne vous abandonnera pas au lit des malades, et que vous respecterez sans doute, puisque chacun de vous aura su l'enrichir et la perfectionner. »

De tout ceci, je conclus :

Point de science médicale sans un lien qui réunisse la physiologie normale et pathologique à la thérapeutique.

Point de pratique médicale sans une doctrine ou sans un principe qui donne une *signification* aux faits, serve à les coordonner, et à déterminer la nature de la maladie.

Impossibilité d'effectuer des actes d'aucune espèce avec le scepticisme.

Le scepticisme est la négation de la vie (Ribes).

II.

ORIGINE DE LA MÉDECINE.

> La méthode qui examine les choses en les considérant
> dans leur naissance a plus d'ordre et de lumière et les
> fait connaître plus à fond que les autres.
>
> (MALLEBRANCHE.)

Dans l'enfance de l'humanité, et aujourd'hui encore dans les dogmes immobiles de ces nations de l'Orient, qui semblent prolonger éternellement cette enfance, le bien et le mal sont considérés comme deux réalités distinctes, ayant une existence absolue; de là les bons et les mauvais génies, les bonnes et les mauvaises divinités. L'homme adore les causes qu'il craint comme celles qu'il aime.

La médecine était religieuse; elle disait que les dieux et les déesses sont les causes des fonctions organiques, et que les maladies sont les effets de leur colère. Les dieux ont seuls le pouvoir de guérir; ils ont inventé la médecine, et ils en ont confié le dépôt aux prêtres.

Les prêtres élaboraient dans le mystère du temple les idées qu'ils transmettaient ensuite au peuple; la science était un culte, le sacerdoce était héréditaire.

Placés à la tête de la société, et intermédiaires naturels entre les dieux, dont ils étaient les confidents, et les hommes, qu'ils instruisaient, les prêtres imprimaient la direction aux idées, gouvernaient les intelligences, et régnaient sur les cœurs.

Les temples du dieu de la médecine, ordinairement construits dans des positions salubres et agréables, étaient quelquefois au milieu d'un bois sacré, près d'une source thermale ou d'une fontaine vive; quelquefois ils étaient situés sur le penchant d'une colline, d'où on découvrait la mer : l'air y était pur ; la chaleur, tempérée ; le ciel, doux et presque toujours serein.

Les chemins, bordés de lauriers, de vignes, d'oliviers, et d'autres arbres toujours verts et toujours fleuris, offraient aux malades de belles et spacieuses allées.

Le temple d'Esculape n'était ouvert qu'à certains jours de l'année ; le peuple y accourait en foule, apportant des offrandes de toute sorte.

Le malade n'en approchait qu'après plusieurs préparations, telles que l'abstinence et les bains.

Les prêtres, connus sous le nom d'*Asclépiades*, étaient revêtus de longues robes blanches, avec des ceintures d'or et des franges également d'or au bas de leurs robes. Ils racontaient les prodiges accomplis par le dieu : des sacrifices étaient offerts, des hymnes chantées. On brûlait nuit et jour des parfums sur les autels.

Le malade passait plusieurs nuits dans le temple, attendant l'influence de la divinité ; la foi dont il était animé remplissait son esprit d'espérance et de bonheur : c'était le commencement de la guérison.

Le dieu faisait entendre sa voix d'une manière mystérieuse, ou manifestait sa volonté par des songes que ses ministres savaient interpréter ; parfois il apparaissait sous la figure d'un serpent qui venait dévorer les gâteaux déposés sur l'autel.

Les prêtres connaissaient des serpents non venimeux et faciles à apprivoiser ; ils s'en servaient pour exécuter des choses merveilleuses, au grand étonnement de la foule et à l'admiration du peuple.

Les confidents d'Esculape donnaient aussi un traitement physique d'après les moyens qu'ils connaissaient et les cas analogues qu'ils se rappelaient.

Les malades guéris bénissaient le dieu et surtout laissaient des marques de leur reconnaissance. Ceux qui n'avaient reçu ni soulagement ni réponse favorable redoublaient de zèle et de libéralité : succès et revers tournaient également à la gloire du dieu et au profit de ses ministres.

En dehors du temple, les gymnases avaient un but médical. L'éducation physique était, chez les Grecs, une institution populaire et un moyen de développement pour les individus.

Ainsi les principes de la médecine étaient des mystères ; ses moyens d'expression, des oracles, des songes, des symboles ; son enseignement, une intuition ; ses docteurs, des prêtres. Alors parurent les philosophes.

L'histoire nous dit en effet qu'on passa, en Grèce, du temple aux écoles, de l'ère des prêtres à celle des philosophes.

Les philosophes observaient, étudiaient tout ; ils voulaient un principe et une science. Ils opposèrent la nature à la loi, leur raison à l'usage, leur conscience à l'opinion, et leur jugement à l'erreur.

Un philosophe est un homme qui cherche la vérité, aime la sagesse, respecte la justice, et pratique la vertu.

Les philosophes s'occupèrent de trois grandes questions, les plus importantes, parce qu'elles renferment tout : *Dieu, l'homme, la nature.* Trois belles sciences furent consitituées : la théologie, la médecine, la physique ; ce furent les trois parties de la philosophie.

Les prêtres s'occupèrent de Dieu ; les médecins, de l'homme ; les savants, de la nature.

La philosophie fut la mère commune de toutes les sciences. L'esprit humain vient d'employer le procédé scientifique le plus fécond en résultats : la *classification.* La division du travail a commencé. Une ère plus glorieuse va s'ouvrir ; nous voulons la saluer en nous écriant avec le poëte :

Magnus ab integro sæclorum nascitur ordo.

III.

GRANDEUR DE L'ART MÉDICAL.

> Ils tiennent des dieux les principes qu'ils nous ont
> transmis.
>> (Amph. de la Fac. de Méd. de Paris.)

Les philosophes, hommes d'étude et de méditation, devaient naturellement s'attacher avec un intérêt tout particulier à la connaissance de la médecine, seule capable de rétablir leur santé affaiblie
par les travaux intellectuels, et de guérir ou de consoler par l'espérance leurs amis souffrants et leurs parents malades. L'art médical
en effet doit être admiré par tout homme qui a une intelligence pour
comprendre, une âme pour sentir, et un cœur pour aimer.

L'art médical est trois frois grand :

Il est grand par sa haute origine et par son histoire,

Il est grand par son but et par son objet,

Il est grand par ses rapports avec toutes les sciences.

1° L'art médical est grand par sa haute origine et par son histoire.

La médecine peut se glorifier d'une noble origine ; elle naquit du
plus précieux sentiment que la nature ait gravé dans le cœur de
l'homme, de cette bienveillance sympathique qui nous fait compa-
tir aux maux dont nous sommes témoins et nous inspire le désir d'y
porter remède. Celui qui le premier vit souffrir son semblable dut
partager sa douleur et chercha les moyens de le soulager (Riche-
rand).

La médecine est donc très-ancienne : elle est vieille comme la
douleur; qui pourrait dire le jour où elle a commencé? L'ancien-

neté est un titre de noblesse pour les sciences comme pour les familles ; l'homme respecte ce que le temps a consacré.

Tous les peuples païens, juifs, chrétiens, reconnaissent à la médecine une origine divine.

Saint Augustin nous dit que c'est à Dieu seul qu'il faut l'attribuer : « Corporis medicina si altius rerum originem repetas non invenitur « unde ad homines manare potuerit, nisi a Deo, cui rerum omnium « status, salusque tribuenda est » (*Civit. Dei,* cap. 12).

L'histoire nous montre que les grands, les évêques, les rois, les philosophes, ont toujours eu la plus grande considération pour la médecine ; plusieurs Papes furent médecins et allaient voir les malades.

L'Église elle-même honore, aime, et protége la médecine, et le prêtre est naturellement l'ami du médecin.

« Honora medicum propter necessitatem etenim illum creavit Al-« tissimus. A Deo est enim omnis medela.

« Disciplina medici exaltabit caput illius et in conspectu magnorum « collaudabitur. » (*Eccl.,* chap. 38.)

2° *L'art médical est grand par son but et par son objet.*

Le but de la médecine est d'entreprendre une lutte contre la fatalité qui s'attache à la nature humaine. C'est un art qui guérit quelquefois, soulage souvent, et console toujours (Bérard).

Le médecin a un noble rôle, une belle mission dans la vie ; tout le monde l'aime, l'estime, le respecte, et le vénère ; il est toujours grand dans sa profession, dans les épidémies, dans les guerres.

Le médecin dans sa profession, Hippocrate l'a dit, c'est *celui* aux yeux duquel tous les malheureux sont égaux comme devant Dieu ; qui accourt à leur voix, leur parle avec douceur, les écoute avec attention, supporte leurs impatiences, et leur inspire cette confiance qui suffit quelquefois pour les rendre à la vie ; c'est *celui* qui, pénétré de leurs maux, en étudie avec opiniâtreté la cause et les progrès, se fait un devoir d'appeler des confrères pour l'éclairer ; *celui* enfin qui, après avoir lutté de toutes ses forces contre la maladie, est heureux et modeste dans le succès, et peut du moins se féliciter, dans les revers, d'avoir suspendu des douleurs et donné des consolations.

Le médecin des épidémies se dévoue pour combattre le mal. Il avait cependant averti l'*administration* ; il disait si souvent de chercher à prévenir le développement des maladies en indiquant les moyens qu'il fallait employer, il répétait sans cesse qu'il n'est pas toujours possible de les guérir quand elles sont déclarées.

Tout tombe autour de lui : élèves en médecine, sœurs de charité, ministres de Dieu ; la terreur l'environne. Il sait que le malade est un foyer d'infection. La contagion viendra le frapper. La contagion ! il ne la craint pas, il ne la craignit jamais. Son savoir lui donne l'espérance, sa force d'âme le soutient, le sentiment de ses devoirs le fortifie, sa philosophie enfin le fait sortir triomphant de la lutte.

Voyez le médecin des armées : son intrépidité est calme, son courage énergique ; sa science est toujours avec lui ; il vole jusque sous les coups de l'ennemi soigner des victimes sanglantes, il brave tous les dangers pour chercher un souffle de vie et le disputer à la mort.

C'est le génie de l'humanité suivant partout le génie de la guerre et de la destruction ;

C'est une figure de paix et de charité debout au milieu des périls et des combats.

Les philosophes admiraient les médecins et ils se passionnaient pour un art qui inspirait de si nobles dévouements.

3° *L'art médical est grand par ses rapports avec les autres sciences.*

La physiologie, l'hygiène, la matière médicale, mettent la médecine en rapport avec toutes les sciences ; l'histoire naturelle, la physique, la chimie, lui fournissent d'heureuses applications.

Le médecine éclaire chaque jour les pouvoirs publics :

Le pouvoir législatif, dans l'établissement de certaines lois de la plus haute importance ;

Le pouvoir administratif, dans des mesures d'hygiène générale qui intéressent toute une population ;

Le pouvoir judiciaire, dans l'application de la loi en matière civile ou criminelle.

La médecine éclaire la psychologie par l'analyse naturelle des actes de la cause à la fois intellectuelle et morale auxquels donnent lieu certains états morbides aussi variés que curieux. C'est ce qui faisait dire à l'un des plus grands philosophes des temps modernes, que « l'âme dépendait tellement du tempérament et de la disposition des organes du corps, que, si l'on pouvait trouver un moyen d'augmenter sa pénétration, ce serait dans la médecine qu'il faudrait le chercher. »

La médecine a une alliance très-intime avec la théologie naturelle. Hippocrate disait : « Le principe de la médecine est pour moi dans la constitution des choses éternelles ; car il n'est pas possible de connaître la nature des maladies, si on ne la connaît dans l'unité absolue d'où elle se développe. »

Dieu est le premier principe de toute existence, *Il est celui qui est.* Il réalise extérieurement l'étendue qu'il conçoit, et voilà l'univers. Il anime quelques-unes de ses pensées, il leur donne la conscience d'elles-mêmes ; et voilà les intelligences. L'Être est dans sa pensée ; la vie, dans sa parole ; l'action, dans sa volonté. *Il est celui qui est ;* car la puissance, c'est lui ; la sagesse, c'est lui ; la justice, c'est lui ; la science, c'est encore lui. Il est la source des lois qui gouvernent le monde. Donc, qui connaîtrait Dieu, qui comprendrait bien sa nature et ses attributs, posséderait par cela, au moins virtuellement, l'explication de tout ce qui est. Il posséderait le secret de la création ; il saurait la raison de l'ordre qui gouverne le monde ; il connaîtrait la règle de toute action bien dirigée et de toute société bien or-

«En un mot, celui-là qui saurait Dieu saurait, en lui et comme lui, le comment et le pourquoi de tout» (A. Jacques).

Toutes les sciences sont soumises à la philosophie, vraie ou fausse; aucune science n'est plus propre que la médecine à donner des leçons de philosophie pratique.

«La médecine, a dit Hippocrate, est la chose du monde qui mérite le plus qu'on l'estime, quoi qu'en pensent les ignorants; elle peut rendre un homme accompli dans l'étude de la *sagesse,* dont elle est la *sœur.*»

La médecine et la philosophie doivent toujours se montrer des compagnes inséparables; elles s'éclairent, elles se fortifient, elles se complètent l'une par l'autre. Cicéron était si persuadé de cette vérité, qu'il disait : «Sapientiæ cognitionem, medicinæ sororem ac con- « tubernalem esse puto.»

IV.

SPIRITUALISME ET MATÉRIALISME.

> Liberam profiteor medicinam : nec ab antiquis sum
> nec a novis; utrosque, ubi veritatem colunt, sequor.
> (BAGLIVI.)

La médecine, si belle par son origine, si noble par son but, si grande par ses rapports avec toutes les sciences, fut donc livrée aux méditations des philosophes, aux recherches des savants, à la pratique des médecins.

Les hommes les plus illustres étudièrent les sciences médicales.

Leurs méthodes furent celles des philosophes : la raison et l'expérience; leurs hypothèses : le spiritualisme et le matérialisme.

La raison et l'expérience sont les deux sources véritables de la science humaine. Le hasard fournit souvent la donnée des problèmes ; l'observation et l'expérience les résolvent ; mais c'est la raison qui les conçoit et les pose. Sans elle, rien à chercher, rien à résoudre.

Platon part de l'homme pour aller au monde extérieur, qu'il subordonne à l'homme ; sa méthode est la raison. Aristote part du monde extérieur pour aller à l'homme, qu'il subordonne au monde extérieur ; sa méthode est surtout l'expérience.

Le progrès s'établit. Les deux écoles rivales se développent à côté l'une de l'autre. Les deux doctrines traversent les siècles, exercent leur influence sur toutes les sciences, servent de base à la médecine, et elles arrivent jusqu'à nous.

Et adhuc sub judice lis est.

Le spiritualisme et le matérialisme ont toujours existé à côté l'un de l'autre, mais avec une physionomie particulière, suivant les temps, et avec une faveur différente, suivant les hommes.

En examinant de près les deux doctrines, on voit qu'elles ne sont pas si différentes qu'elles le paraissent, et qu'il y a bien plus de malentendu que de véritable contradiction.

C'est que l'esprit humain ne peut se livrer à l'étude des faits sans éprouver le besoin de les soumettre à des lois. L'*expérience seule* se perd dans la variété incessante des choses ; elle est réduite à constater sans comprendre, à voir sans expliquer. Elle est fausse, parce qu'elle nie la raison.

Seule la raison s'égare en hypothèses ; elle veut tout expliquer et tout comprendre. On prend en dégoût les sens qui n'expliquent rien et la raison qui ne s'explique pas elle-même. Elle est fausse, parce qu'elle nie l'expérience.

Il faut que ces deux méthodes s'unissent ; que l'expérience fournisse à la raison des matériaux pour être employés, que la raison fournisse à l'expérience une règle qui la dirige.

C'est la vraie méthode appropriée à la faiblesse de notre esprit, parce qu'elle est expérimentale; et à ses hautes tendances, parce qu'elle est rationnelle.

Les spiritualistes, dont la méthode était surtout la raison, affirment qu'il y a dans l'homme un principe spécial, ayant la propriété de sentir la douleur et le plaisir, la faculté de connaître et de penser, la puissance de vouloir et d'aimer.

Ce principe est l'âme. Elle est distincte du corps, comme ses phénomènes le sont des phénomènes sensibles.

Les matérialistes ont vu dans leurs expériences que les nerfs, qui sont les conducteurs des sensations et les instruments des perceptions et des volontés, aboutissent au cerveau ou en partent. Ils ont vu qu'en faisant subir au cerveau certaines altérations, on altère ou même on suspend les facultés et les propriétés dont il s'agit. Ils en concluent que la fonction du cerveau est de les produire, comme celle de l'estomac est de digérer, et celle du foie de sécréter la bile.

La différence se réduit donc à ce que les matérialistes disent que c'est le cerveau qui est le sujet ou le principe de ces phénomènes, tandis que les spiritualistes soutiennent que ce sujet ou ce principe est distinct du cerveau, bien que le cerveau en soit l'instrument nécessaire.

Le principe des faits de conscience est *simple* et *unique,* disent les spiritualistes : il est *simple,* parce que la conscience, c'est-à-dire le sentiment que le principe intelligent a de lui-même, atteste que c'est le même principe qui veut, qui sent et qui pense; il est *unique,* parce que la conscience atteste encore qu'il n'y a pas en nous plusieurs principes qui veulent, sentent et pensent; il n'y en a qu'un seul.

Si ce principe est simple et unique, il ne peut être la matière cérébrale, car elle est composée d'une infinité de parties. Si ces parties étaient douées chacune de volonté, de sensibilité et d'intelligence, il y aurait autant de principes volontaires, sensibles et intelligents, qu'il y a de ces parties; ce qui est contraire non-seulement à la conscience, mais à toute la conduite de l'homme. S'il n'y a qu'une de ces parties qui en soit douée, cette partie n'est plus identique aux autres; c'est véritablement un être d'une autre nature, résidant dans la matière cérébrale, mais qui n'est pas la matière cerébrale (Jouffroy).

Ce raisonnement porte à conclure que le principe des faits de conscience peut bien être dans le cerveau, mais n'est pas le cerveau.

Les matérialistes, tout en rapportant au cerveau les faits de conscience, reconnaissent, comme les spiritualistes, un principe unique, qui sent, veut et pense. Ils considèrent les différentes parties du cerveau comme composant un organe unique, qui a la propriété de penser, sans que ces parties aient elles-mêmes cette propriété; de même que les parties qui composent l'estomac forment un organe qui a la propriété de digérer, sans que ces parties aient elles-mêmes cette propriété.

Les uns et les autres sont d'accord sur tout ce qui est d'observation; ils conviennent que le principe des faits de conscience est simple et unique, qu'il sent, veut, pense, et de toutes les inductions qu'on peut en tirer.

Il était naturel qu'ils se divisassent sur le reste; c'était une conséquence de leur méthode.

Les uns, ne trouvant ni organe, ni condition matérielle dans le spectacle de la conscience, devaient naturellement attribuer les faits immatériels qu'ils observaient à un principe de même nature.

Les autres, accoutumés à considérer, comme vérité démontrée, l'identité des organes et des causes, et à rapporter chaque phénomène à la partie du corps affectée à sa production, ne devaient pas faire exception pour les faits de conscience.

Les matérialistes ont voulu substituer partout l'organe à la cause. Ils ont attribué à l'agrégation des molécules matérielles une vertu qui manque à ces molécules elles-mêmes; ils ont admis que l'intelligence et les forces vitales ne sont que le résultat de l'organisation.

Or une pareille théorie n'est qu'une hypothèse. Si l'on peut regarder comme démontré que l'organe est indispensable à la production du phénomène, il n'y a ni fait, ni induction, ni analogie, qui portent à croire que l'organe soit le principe de cette production. Nous savons que l'estomac, les intestins et les glandes, sont indispensables à la digestion, et cependant ne sont que des instruments impuissants par eux-mêmes ; nous pouvons donc concevoir par analogie que le cerveau ne soit lui-même qu'un autre instrument, destiné à la sensibilité, à la volonté et à l'intelligence.

Le spiritualisme et le matérialisme ont toujours été en présence : nous les retrouvons aujourd'hui.

Ce sont deux grands systèmes qui touchent au problème de la nature de l'homme, deux grands systèmes dont les conséquences sont immenses, deux grands systèmes qui dominent toutes les sciences et renferment toutes les doctrines médicales.

Nous nous proposons, dans cette thèse inaugurale, d'exposer devant la Faculté de Paris notre croyance, notre doctrine, notre philosophie médicale. Sans la philosophie, la raison ne poursuit rien d'élevé, la science n'atteint rien de grand, l'art est impossible.

Nous sommes fier de nous dire élève de la Faculté de Paris, qui est toujours la Grande Faculté, qui est connue dans le monde entier par la science de ses professeurs, par la haute portée de son enseignement, par le nombre et la distinction de ses disciples.

Nous avons vu la vieille et célèbre École de Montpellier, qui conserve religieusement ses dogmes ; nous avons vu sa jeune rivale de Strasbourg, qui observe, expérimente, calcule sans cesse :

« Soleo enim et in aliena castra transire, non tanquam transfuga, « sed tanquam explorator » (Sénèque).

Nous pensons que chaque école contient sa part de vérité ; que l'erreur pure, le faux, sans aucun mélange de vrai, ne peut être la base d'aucun système ni tromper aucune intelligence.

Nous croyons à la médecine de vingt-deux siècles ; nous avons étudié les anciens, et nous y avons trouvé pour auxiliaires Hippocrate et Galien,

Platon et Aristote, et tous nos aïeux, qui sont la gloire de la médecine et la noblesse des médecins.

Notre devise est celle du médecin philosophe. Ne lui demandez pas sous quel drapeau il sert, à quel maître il s'attache, quelle est l'enseigne de son école :

Nullius addictus juráre in verba magistri.

Hôte passager, il ne s'arrête pas où le pousse le vent de tout système, mais où le conduisent la raison, l'expérience, et l'amour de la vérité ; il regarde, il écoute tout, mais il n'engage jamais sa foi, il ne livre jamais sa raison : *il pense par lui-même.*

ESSAI

DE

PHILOSOPHIE MÉDICALE.

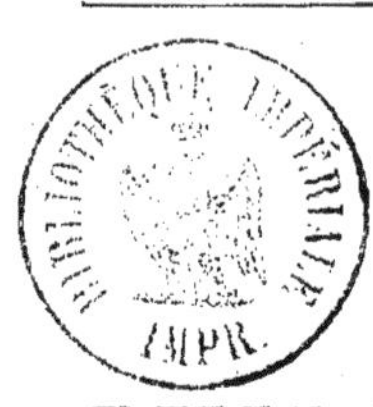

Tous les faits que le médecin doit connaître sont relatifs à l'homme dans l'état de santé, à l'homme dans l'état de maladie, et aux moyens de ramener la santé.

La science de l'homme, la science de l'homme malade, la science des médications réunies par un lien commun, constituent toute doctrine médicale.

Une *doctrine médicale* comprend la médecine générale et la médecine pratique, la science des principes et celle des applications.

La conception d'une maladie particulière se lie à celle des maladies en général; la thérapeutique, à la pathologie; la physiologie de l'homme malade, à la physiologie de l'homme sain. La science tout entière est dominée par l'idée qu'on s'est faite de l'*homme*.

L'homme, la maladie, la thérapeutique, sont les trois termes de toute doctrine médicale.

L'homme, la maladie, la thérapeutique, seront les trois parties de cette thèse.

DE L'HOMME.

> Quand l'univers l'écraserait, l'homme serait encore plus noble que ce qui le tue, parce qu'il sait qu'il meurt, et l'avantage que l'univers a sur lui, l'univers n'en sait rien.
>
> (Pascal.)

L'homme est un composé vivant ; il a des organes, une force vitale qui les anime et une âme qui pense.

L'anatomie nous fait connaître le corps humain, ce chef-d'œuvre de la création ; cette admirable architecture osseuse, si bien faite pour soutenir, protéger et mouvoir les organes ; ces muscles si ingénieusement disposés pour les mouvements ; ces vaisseaux qui portent le sang dans toutes les parties de l'organisme ; ces nerfs qui sont doués d'une sensibilité si variée ; ces viscères qui nourrissent le corps et le reproduisent ; ces glandes qui sécrètent des liquides de propriétés si diverses ; ces organes des sens qui mettent l'homme en rapport avec tout ce qui l'entoure. Elle nous fait connaître la composition de toutes ces parties, ce tissu en apparence si fragile et qui cependant résiste si bien aux causes de destruction, ces liquides qui circulent sans cesse et répandent partout la vie.

La physiologie nous fait assister à la formation, au développement, aux opérations des organes. Elle nous conduit, par la logique naturelle, à reconnaître que ces travaux merveilleux se font sous l'influence d'une force qui lutte victorieusement contre les puissantes forces de la nature physique, qui a sa chimie particulière et sa mécanique spéciale, d'une force qu'on appelle *force vitale,* plus habile que si elle était raisonnée, car elle a l'intelligence qui lui vient de son Créateur.

La science ne cherche plus à surprendre cette force dans son essence cachée; elle se contente de l'étudier dans ses effets visibles. C'est dans un laboratoire secret où la volonté ne pénètre pas que les aliments sont transformés en un liquide nécessaire à la vie.

C'est par un mécanisme dont l'action ne s'arrête qu'à la mort que le sang est poussé dans toutes les parties du corps pour former les os, les muscles, les vaisseaux, les nerfs, les viscères, les glandes.

C'est dans les glandes que le sang est purifié par une chimie mystérieuse; c'est dans les poumons qu'il vient se régénérer au contact de l'air.

Tous ces travaux incessants et admirables qui se font silencieusement et à notre insu, et sans lesquels l'homme ne saurait ni penser, ni vouloir, ni agir; qui ne peuvent s'expliquer ni par les lois de la chimie, ni par les propriétés de l'âme, se font sous l'influence de la force vitale.

Un animal va se développer, si nous exposons un œuf fécond à une température convenable; une plante va s'organiser, si nous mettons une graine en terre dans certaines conditions d'humidité, de chaleur et de lumière.

Ces évolutions remarquables ne sont pas le résultat de combinaisons chimiques déterminées par un certain degré d'humidité et de chaleur; la chaleur et l'humidité ne sont là que les conditions et non pas la cause du phénomène.

Il y a un abîme entre la combinaison chimique la plus compliquée et l'organisation du végétal la plus simple.

Donc tout animal et tout végétal possède pendant un certain temps la faculté de se développer, de se conserver, de se reproduire, et d'opposer une résistance active à tous les agents de destruction.

Cette faculté est le résultat d'une force qu'on a nommée *force vitale*. Elle ne se manifeste que par l'action des organes. Nous l'acceptons comme loi de la création et comme principe de la science, sans rechercher la nature et l'essence de cette loi.

Pythagore désignait cette force sous le nom d'*âme mortelle*, pour la distinguer de l'*âme immortelle* et raisonnable qui émane de Dieu et se réunit à lui après la séparation du corps.

Sénèque a dit : «Memini ex duabus partibus illum esse compo-«situm. Altera est irrationalis : hæc mordetur, uritur, dolet. Altera «rationalis : hæc inconcussas sopiniones habet, intrepida et indomita. »

« L'homme a deux âmes : l'une toute divine et raisonnable, l'autre non raisonnable et qu'il partage avec les brutes » (Bacon).

Par son corps, l'homme est l'œuvre la plus admirable de la création ; par son intelligence, il connaît l'univers, il se connaît, il connaît Dieu, dont il est devenu l'image.

«Le corps est l'instrument de l'âme, et l'âme, l'instrument de Dieu » (Plutarque).

L'âme, c'est ce qui pense par le cerveau, c'est ce qui sent par les nerfs, c'est ce qui voit par l'œil, c'est ce qui entend par l'oreille : c'est ce qui s'appelle le *moi*.

L'âme se sent, elle a conscience d'elle-même et de tous les phénomènes qui se passent en elle ; l'âme a conscience de ses pensées, de ses sensations, de ses déterminations, parce que c'est elle qui pense, qui sent, qui veut.

Elle n'a pas conscience de la contraction musculaire, de la circulation, de la sécrétion d'une glande, parce que c'est le muscle qui se contracte, c'est le sang qui circule, c'est la glande qui sécrète sous l'influence de la force vitale. Ces phénomènes se passent en dehors d'elle, elle n'y est pour rien.

Par la même raison, elle n'a pas conscience de la force qui fait tomber une pierre, de la force en vertu de laquelle deux corps se combinent, de la force qui fait végéter un abre.

«Nous ne connaissons des substances que des modes, des attributs, des qualités ; le fond en est impénétrable. Mais leurs modes bien observés nous révèlent assez le mystère de leur *essence*, pour nous mettre en état de voir ce qui leur est convenable ou contraire, analogue ou incompatible. » (Marmontel.)

La matière, les forces physiques et chimiques, la force vitale, l'âme, ne sont connues que par leurs qualités.

Nec me pudet fateri nescire quod nesciam.

Nous savons que la matière est étendue, divisible, impénétrable, susceptible de mouvement; qu'elle constitue le règne minéral lorsqu'elle est soumise aux forces physiques et chimiques, et qu'elle constitue le règne organisé et vivant lorsqu'elle est soumise aux forces vitales.

Nous savons que la force vitale peut organiser la matière, qu'elle donne une forme déterminée et toujours la même aux plantes et aux animaux, et que dans l'homme elle est la cause de tous les phénomènes dont il n'a pas la conscience.

Nous éprouvons intimement que notre âme est douée de la faculté de penser, de sentir et de vouloir; nous savons qu'elle a conscience d'elle-même, qu'elle est capable de souvenir et de réflexion, qu'elle est susceptible de plaisir et de peine. Nous l'appelons *moi* dans ses actes, et nous voyons chaque jour que ce moi pense, qu'il connaît, qu'il craint, qu'il se repent, qu'il se réjouit de ce qu'il a, qu'il désire ce qu'il n'a pas, qu'il aime, qu'il espère.....

Mais, quelles sont au fond ces substances?.....

C'est pour nous un mystère qui ne s'éclaircira jamais.

« Lorsque l'homme meurt, dit Barthez, son corps est rendu aux éléments, son principe de vie est rendu à celui de l'univers, et son âme retourne à Dieu, qui l'a donnée, et lui assure une durée immortelle. »

DE LA MALADIE.

> L'étrange chose, mes amis, que ce que les hommes
> appellent plaisir, et comme il a de merveilleux rapports
> avec la douleur, que l'on prétend son contraire!
>
> (PLATON.)

La santé suppose l'exercice régulier des fonctions; la maladie résulte de leur irrégularité.

Telle est la notion la plus générale de la maladie. Elle est acceptée par toutes les écoles; mais, dès que les médecins veulent approfondir le problème pathologique pour en tirer des conséquences, les dissentiments éclatent, les systèmes apparaissent, les discussions s'engagent; Galien nie ce qu'affirme Hippocrate.

Deus mundum tradidit disputationibus eorum.

C'est que les questions à résoudre sont nombreuses et difficiles. Le médecin doit rechercher les causes, apprécier les lésions, estimer les symptômes; définir les maladies, les comparer, les nommer, les classer, et pénétrer, autant que possible, jusqu'à leur nature intime. Il faut, en un mot, qu'il donne un sens à tous ces éléments multiples en les reliant, en les interprétant, en les expliquant par une théorie.

La maladie est un mal qui dure, dit Hippocrate; sa crudité, sa coction et sa crise, forment son unité.

Platon, le prince des philosophes et le disciple d'Hippocrate, compare les maladies aux animaux : « Comme ces derniers, dit-il, elles ont un commencement, une période d'état et une fin. »

L'équilibre des quatre humeurs fait la santé : les maladies dérivent du manque, de la surabondance ou du défaut de proportion des humeurs. Si l'une est troublée par excès ou par défaut, elle irrite les organes, au lieu de les nourrir ; la force médicatrice de la nature réagit pour ramener la santé. La maladie est donc une réaction du principe conservateur de l'organisme contre toute cause qui l'affecte d'une manière nuisible. Il y a en réalité deux choses : l'altération d'une des humeurs, c'est *l'affection;* la réaction du principe vital. c'est la *maladie.* Le principe vital veut la santé.

Les vitalistes reconnaissent Hippocrate pour chef. Pour eux, la conception de la maladie repose essentiellement sur l'idée d'une réaction de la force vitale contre l'action des causes morbifiques ; ils comparent la maladie à une fonction accidentelle ou anormale de l'organisme.

Galien définit la maladie cet état dans lequel les fonctions sont troublées : *Dispositio præter naturam lædens imprimis operationes.* La cause est l'altération d'une des quatre humeurs ; elle se porte sur un organe ; la maladie est la lésion de l'organe. Elle se manifeste par des altérations de fonction. La lésion est donc la cause, et le symptôme, l'effet.

Le symptôme est le cri de douleur de l'organe souffrant ; il est l'ombre de la lésion.

De locale, la maladie devient quelquefois générale. Les maladies primitivement générales résultent de l'altération des humeurs dans leurs qualités propres.

Les organiciens acceptent ce langage ; ils aiment cette théorie, et ils adoptent cette conception de la maladie. Les organes, disent-ils, sont les instruments au moyen desquels la vie se manifeste. Lorsqu'ils sont malades, leurs fonctions sont altérées ; elles deviennent des symptômes.

Tous les symptômes seront un jour expliqués par les lésions des organes. C'est le vœu, c'est l'espérance de cette école.

La conséquence de cette doctrine, c'est qu'il n'y a pas de maladies; *il n'y a que des organes malades.* L'anatomie pathologique est la science des lésions ; elle est à la science des maladies ce que l'anatomie normale est à la physiologie.

L'école de Montpellier reconnaît Hippocrate pour maître et pour chef :

Olius Cous nunc Monspeliensis Hippocrates.

Elle établit une distinction importante entre l'*affection* et la *maladie*.

C'est dans Galien qu'on trouve la première notion de cette différence : « Morbi dignitio et curatio pendent ex intellectione affectus « et non partis affectæ. »

La maladie est une réaction de la force vitale ; l'affection en est la cause provocatrice.

L'affection est la force vitale modifiée vicieusement dans tout son être ; elle est la cause, la réalité, le fond de l'état morbide. La maladie est la cause vitale, manifestant une affection par des lésions d'organes et par des symptômes ; elle est l'effet, l'apparence, la forme de l'affection.

Les sens ne découvrent que la maladie ; l'affection est une modification intérieure de l'organisme qui n'est accessible qu'à la raison.

Il y a des affections morales et des affections vitales :

Dans une affection morale, il faut considérer un sentiment particulier éprouvé par l'âme et la manifestation de ce sentiment.

Ce sont deux faits quelquefois très-distincts : l'un caché, l'autre visible ; l'un cause, l'autre effet ; l'un le fond de l'affection, l'autre sa forme.

Nous savons tous que l'amour le plus violent peut quelquefois simuler une froide indifférence et dérouter la vigilance la plus inquiète ; c'est l'affection morale.

Lorsque ce sentiment est plus fort que la volonté, lorsqu'il se manifeste par les accents qui lui sont propres, c'est l'*acte*, c'est la *maladie morale*.

Tout le monde distingue parfaitement la santé de la maladie, mais les médecins n'ont pu donner une définition rigoureuse de l'objet de leurs études.

Les vitalistes et les organiciens ne pouvaient s'entendre; ils se faisaient de l'homme une conception trop différente, leurs principes étaient trop opposés.

Ils se sont divisés en plusieurs sectes, qui se sont encore subdivisées; tous ont acquis une grande habileté dans la dialectique et dans les subtilités métaphysiques.

C'est que le vitalisme et l'organisme sont dominés par les deux grands dogmes que nous avons vus apparaître dans l'enfance des sociétés; ces deux grands dogmes, également puissants, se font une guerre éternelle, et ils exercent toujours leur influence sur tous les hommes, sur toutes les nations, sur toutes les sciences.

Les philosophes, les théologiens, les savants, ont pris parti pour l'un ou pour l'autre. Nous avons retrouvé en médecine le *spiritualisme* et le *matérialisme médical*.

Pour acquérir des connaissances, nous dit Condillac, il faut porter successivement ses regards d'un objet sur un autre objet, au lieu de tout embrasser d'un coup d'œil.

Il faut de même décomposer ce qui s'offre à l'esprit, comme on décomposait ce qui s'offrait à la vue; il faut, en un mot, *analyser ses pensées*.

Nous allons nous conformer à ces principes en cherchant quels sont les différentes altérations de la santé.

Il est une loi fatale, inexorable, à laquelle personne ne peut échapper : la plante meurt, l'animal meurt, l'homme meurt : *Statutum est hominibus semel mori* (saint Paul). La loi de mort est écrite partout, l'univers est une scène de destruction : l'animal tue pour vivre; l'homme tue pour se nourrir, il tue pour se vêtir, il tue pour se défendre, il tue pour s'instruire, il tue pour s'amuser, il tue pour tuer. La vie engendre la mort, et n'est elle-même qu'une longue destruction.

L'état de santé parfait n'existe pas, il n'est que relatif. « Vous mourez, dit Sénèque, non parce que vous êtes malade, mais parce que vous vivez, et que votre vie n'est qu'une langueur continuelle qui mène à la mort. »

Nous sommes tous voués à la mort, et nous possédons chacun au moins en puissance la disposition à toutes les maladies ; elles se développent sous l'influence d'une cause externe ou interne.

La cause détermine des *lésions*, des *symptômes* ou la *maladie* proprement dite, suivant qu'elle porte son action sur les organes, sur les fonctions ou sur la personne elle-même du malade.

Nous étudierons successivement la *cause*, la *lésion*, le *symptôme*, et la *maladie* proprement dite.

De la cause.

Il est évident qu'une chose ne peut pas commencer d'être, sans une cause qui la produise.

(LAPLACE.)

Les maladies reconnaissent deux grandes classes de causes : les unes naissent au milieu de la santé la plus parfaite, sous l'influence d'un agent du monde extérieur ; elles sont de cause externe. Les autres ont leur raison d'être dans le corps humain lui-même ; elles sont de cause interne.

1° *Maladies de cause externe.*

La douleur, la maladie et la mort, peuvent être déterminées par certains agents extérieurs.

Les instruments piquants, tranchants ou contondants ; le feu, les poisons, agissent sur tous les hommes, sans exception, et sont cause évidente de maladies.

Leurs effets sont constants et toujours en raison directe de l'intensité de la cause, et en raison inverse de la résistance.

Celui-ci supporte mieux une dose de poison que celui-là ; mais une dose plus forte, et sa résistance sera vaincue.

La cause détermine une lésion, et la lésion une maladie.

La cause venant à cesser, l'effet doit disparaître : *sublata causa, tollitur effectus.*

2° *Maladies de cause interne.*

Les causes internes diffèrent essentiellement des causes externes de maladie ; elles sont inhérentes à l'homme, elles dépendent de l'organisation ; elles impriment leur cachet aux maladies, elles en déterminent l'espèce. La maladie se développe sous l'influence d'une cause occasionnelle.

La cause occasionnelle n'agit plus d'une manière constante ; l'effet est en raison de la cause interne.

Souvent le même effet est produit dans l'organisme par vingt causes différentes. Ainsi les convulsions sont déterminées par des vers intestinaux, l'irritation de quelque filet nerveux, une lésion du foie et des intestins, un calcul biliaire ou vésical..... ; par les attaques de la goutte, l'épuisement qui succéde à d'abondantes hémorrhagies, les douleurs d'un accouchement difficile..... ; enfin par les vives impressions morales de joie, de tristesse, de terreur.....

Réciproquement une même cause peut développer une foule de maladies qui n'ont rien de commun entre elles : c'est ainsi que le froid produit une pleurésie, une pneumonie, une angine, une névralgie ou un rhumatisme.

Pourquoi l'une de ces maladies plutôt que l'autre ?

Quelquefois une cause ne produit aucun effet. Nous nous exposons chaque jour à l'action du froid, et nous ne sommes pas malades ; un corps étranger peut séjourner des mois, des années, dans le cerveau, sans produire le plus léger trouble.

L'ensemble des causes internes constitue les *prédispositions*.

Les maladies sont en nombre déterminé ; elles se reconnaissent toujours , elles présentent les mêmes caractères fondamentaux , comme les espèces en histoire naturelle ; elles sont toujours les mêmes dans tous les temps, chez tous les peuples.

On en conclut que les prédispositions qui les déterminent sont elles-mêmes en nombre déterminé, qu'elles sont *définies*.

Les causes occasionnelles sont très-nombreuses, très-variables ; elles sont en nombre indéterminé.

Elles peuvent agir lentement sur l'homme, modifier mystérieusement son organisation intime, et donner lieu aux prédispositions.

On les a divisées en trois classes : en causes hygiéniques, causes physiologiques, et causes pathologiques.

L'air, la lumière, les saisons, les aliments, les boissons, les vêtements , sont quelquefois des causes de maladie.

Les âges, les sexes, les habitudes, les passions, l'exercice des fonctions, sont aussi des causes fréquentes de maladie.

Les diathèses , les maladies antécédentes , les cachexies, affaiblissent l'organisme ; elles diminuent sa force de réaction contre les agents extérieurs, et donnent lieu aux prédispositions.

De la lésion.

La lésion est l'altération matérielle des organes ; elle est à la maladie ce que l'anatomie pathologique est à la nosologie.

Une maladie est différente d'une lésion : la goutte est une maladie, l'entorse est une lésion ; c'est un accident. L'individu qui a une entorse au pied droit n'en aura pas une au pied gauche , à moins de s'en faire une ; la goutte se portera sur toutes les articulations.

On peut produire des lésions sur le cadavre, on n'y développera jamais de maladie.

La lésion est le caractère anatomique de la maladie; elle est presque toujours cause de la maladie, très-souvent elle en est l'effet.

Beaucoup de maladies sont nommées par les lésions qu'on y rencontre : ainsi les phlegmasies.

Les médecins modernes ont étudié avec le plus grand soin les altérations des organes; les plus grands progrès de la médecine sont dus à l'anatomie pathologique.

On a droit de s'étonner, avec Sénac, que les médecins aient si longtemps négligé l'examen des cadavres : « Mirum est sane eos qui «de morbis scripserunt, nisi majori studio investigasse quid morte «ipsa edoceamur. »

Du symptôme.

Le symptôme est une altération des fonctions.

Les symptômes dépendent de la maladie ou de l'altération des organes; quelquefois ils constituent seuls l'altération de la santé : il n'y a ni lésion ni maladie.

Ainsi le vomissement est un symptôme qui se manifeste souvent sans lésion d'organe, sans maladie; on lui donne le nom de *vomissement nerveux*. La moindre émotion morale, la vue d'objets pénibles, le souvenir de mets désagréables, suffisent pour le provoquer.

Le symptôme est le caractère physiologique de la maladie; souvent la maladie commence par un trouble fonctionnel, et c'est ce trouble de la fonction qui amène consécutivement une modification, une altération de l'organe, une maladie.

Les hypertrophies, les atrophies, et un grand nombre d'autres maladies, reconnaissent pour cause, pour origine, un trouble primitif dans la nutrition.

Le médecin doit, au lit du malade, examiner toutes les fonctions, pour découvrir tous les symptômes, et chercher toujours à s'expliquer les altérations des fonctions qu'il constate.

De la maladie.

La maladie est distincte de la cause, du symptôme, de la lésion ; elle réunit en elle ces trois éléments, elle affecte la personne elle-même du malade.

Elle est, elle est une, elle est essentielle ; Platon l'a comparée à une espèce zoologique.

La maladie est un être abstrait ; elle est un état, un mode, une manière d'être de l'organisme qu'elle affecte.

Les abstractions existent dans la nature, elles sont nombreuses ; l'enfant s'en sert malgré lui, l'homme les conçoit, le savant les définit et les explique.

La couleur et les autres propriétés de la matière forment dans notre esprit une idée nette, claire, précise. Les couleurs ne sont cependant que des qualités, des manières d'être des objets, dont nous ne pouvons les isoler que par la pensée ; c'est là ce qu'on nomme une *abstraction*.

Les faits passés et à venir sont aussi des abstractions. « Ces faits abstraits, métaphysiques, ne sont-ils pas les plus féconds et les plus nombreux ? » (Gerdy).

La maladie se compose d'un ensemble de lésions et de symptômes qui constituent ses caractères anatomiques et physiologiques, et forment son unité ; on reconnait les maladies comme on reconnaît les espèces en histoire naturelle.

Le médecin distingue très-bien la scrofule, le cancer, la phthisie, partout où il rencontre ces maladies ; il les distingue également aux descriptions des auteurs.

L'idée de force appartient à la vie, l'idée de trouble dans cette force appartient à l'affection, l'idée de réaction de l'une contre l'autre constitue la maladie. Cette réaction se manifeste par des lésions et par des symptômes.

Dans la pneumonie, nous connaissons le changement survenu

dans l'état matériel de l'organe, mais nous ne connaissons pas le changement survenu dans la vie, par lequel l'impression du froid, par exemple, a produit la maladie. Dans une lésion traumatique, nous voyons le double symptôme primordial ; ainsi, dans l'exemple si connu de l'épine, il y a irritation, c'est-à-dire lésion de la vie et changement matériel dans l'organe, c'est-à-dire inflammation (Littré).

Les lésions et les symptômes qui constituent la maladie dérivent d'un phénomène initial qui a intéressé l'un des éléments constitutifs de l'être humain. La cause morbide qui tend à désorganiser l'homme peut porter son action sur le système anatomique, sur la force vitale et sur l'âme.

1° Le phénomène initial peut être une lésion, un dérangement dans les rapports physiques des parties, en un mot, il doit être recherché dans le système anatomique. Les maladies qui en résultent sont principalement du ressort de la chirurgie.

2° Le phénomène initial peut être une lésion de la vie qui se manifeste par un trouble général des fonctions : ainsi la fièvre, le cancer, la phthisie.

Il y a souvent des altérations vitales qui précèdent les lésions et les produisent.

La maladie est, dès le principe, une réaction de la force vitale ; elle se compose d'une série d'actes vitaux, et on a pu l'appeler *fonction morbide*.

3° Le phénomène initial peut avoir son siége dans l'âme elle-même.

Les passions sont des mouvements déréglés de l'âme, des émotions violentes qui se manifestent le plus souvent dans le langage de l'homme, dans ses actions, dans toute sa conduite.

Les philosophes les ont nommées *affections morales ;* tous les métaphysiciens les rangent, au même titre que la pensée, dans le domaine de l'être intelligent.

Les passions ont une influence très-prochaine, très-forte, trèsconstante, sur les organes et sur les fonctions ; elles produisent la douleur, elles développent la maladie, elles donnent la mort.

Le premier signe de maladie se manifeste donc toujours dans l'un des éléments qui composent l'homme ; mais, en vertu de la sympathie qui unit toutes les parties du corps, qui relie tous les organes, qui enchaîne toutes les fonctions, l'homme lui-même devient malade, la maladie est déclarée.

Concursus unus, consensus unus, conspiratio una, disait Hippocrate de l'économie des êtres vivants.

DE LA THÉRAPEUTIQUE.

> Tu es un grand médecin ; mais il est un plus grand
> médecin que toi : l'Auteur du vent qui renverse tout,
> de l'eau qui pénètre et féconde tout, du feu qui vivi-
> fie et décompose tout.
>
> (Mirabeau.)

La thérapeutique est la partie active de la science ; elle nous enseigne les moyens de guérir ; elle est la déduction, la conséquence des doctrines que l'on a sur la nature des maladies.

La guérison est le but de toutes les études médicales, de toutes les recherches scientifiques ; elle est le problème à résoudre.

L'homme lutte sans cesse contre les puissantes forces de la nature physique, et il ne tombe sous leur empire destructeur que lorsque la force qui l'anime fléchit ou succombe. C'est cette force qui domine, maîtrise, les lois physiques et réagit contre elles ; c'est elle qui s'empare de la matière extérieure, l'enlève à ses lois, la soumet aux siennes, lui donne des propriétés nouvelles, des mouvements réguliers, et jusqu'à des instincts qu'on croirait presque intelligents ; c'est elle qui développe les symptômes, règle la marche des maladies, et en opère la guérison par un mécanisme impénétrable ; c'est elle qui constitue la vie et qui déploie une plus grande énergie pour triompher des obstacles qu'elle rencontre. Mais elle ne se manifeste que par ses effets, et on l'a nommée *force vitale, puissance intérieure, ou nature.*

C'est elle qui guérit : «Je le pansay, Dieu le guarit.»

L'art ne peut s'en passer, mais il concourt à la guérison en donnant aux efforts de la nature une direction convenable et en écartant les obstacles qui pourraient la troubler.

La thérapeutique est l'art de traiter les maladies.

Traiter une maladie, c'est éloigner toutes les causes propres à l'aggraver et user des moyens qui peuvent influer favorablement sur sa marche et sur sa durée.

C'est rechercher comment l'homme est devenu malade, quels sont les lésions et les symptômes qu'il présente, quelle est sa maladie ; c'est rechercher ce qu'il faut faire pour qu'il cesse de souffrir.

La thérapeutique est l'art de poser les indications et l'art de les remplir.

Elle se divise donc naturellement en deux parties : à l'une se rattachent les indications, à l'autre les moyens.

Des indications.

> Je traiterai les autres comme je voudrais
> être traité moi-même, si j'étais malade.
>
> (SYDENHAM.)

Le genre de la maladie, ses causes, ses lésions, ses symptômes, semblent indiquer aux médecins la méthode de traitement qu'il doit employer : ce sont des *indications*.

L'indication est, selon Galien, *l'insinuation de ce qu'il faut faire pour traiter une maladie.*

1° *Genre de la maladie.* Le genre de la maladie donne la première et la plus importante des indications.

Rapprocher les bords d'une plaie, ramener dans sa position naturelle un viscère déplacé, conserver dans un repos absolu une partie enflammée, administrer le quinquina dans les fièvres intermittentes, le mercure dans la syphilis : voilà, dans chacune de ces maladies, la première et la plus importante des indications.

Le médecin doit être en garde contre la faiblesse du malade, qui peut amener la mort ou entraver la série de phénomènes et d'effets nécessaires à la guérison.

L'intensité de la maladie, ses diverses périodes, sa marche aiguë ou chronique, fournissent d'utiles indications.

2° *Des causes.* L'étiologie est un élément de diagnostic; elle est aussi une source d'indications thérapeutiques.

Le premier devoir du médecin est d'écarter les causes externes de maladies et de combattre leur effet.

Sous l'influence du froid, la peau perd de son action; les poumons en acquièrent plus qu'ils n'en avaient, ils deviennent malades. Nous sommes porté à conclure que la chaleur produira des effets contraires; ainsi s'appliquera l'axiome *Contraria contrariis curantur.*

Les causes internes de maladies sont impossibles à conjurer. La vie devant nécessairement avoir un commencement, un summum, un décroissement et une fin, il arrive que ce développement même produit des maladies.

Les causes des maladies ne sauraient donc fournir toutes les indications.

L'aphorisme *Sublata causa tollitur effectus* cesse d'être vrai quand la cause a produit des effets permanents et susceptibles de persister par eux-mêmes. Ce n'est pas en éloignant les causes qu'on guérit les maladies, disait Sydenham, mais en leur appliquant des remèdes appropriés.

3° *Des lésions.* Les organes fournissent des indications précieuses; ils sont les intermédiaires obligés entre la maladie et le médecin.

Ce sont eux qui sont altérés par la maladie; c'est à eux que le médecin s'adresse pour conjurer les causes, pour combattre les symptômes, pour guérir la maladie.

Le médecin doit toujours rechercher soigneusement quelles sont les lésions des solides et des liquides.

4° *Des symptômes*. Les symptômes dirigent quelquefois toute la conduite du médecin ; c'est lorsqu'ils constituent toute l'altération de la santé, lorsque le diagnostic est obscur, lorsqu'ils sont très-graves par eux-mêmes.

Le médecin ne doit jamais oublier qu'ils peuvent devenir cause de lésion et de maladie.

La connaissance des sympathies, c'est-à-dire des liens mystérieux qui unissent tous les organes, qui établissent un merveilleux accord, une harmonie parfaite entre toutes les actions de l'économie animale, est de la plus haute importance pour l'étiologie, le diagnostic et le traitement.

5° *Des complications*. On peut quelquefois prévoir les complications ; il faut alors songer à les prévenir : ainsi l'endocardite dans le rhumatisme articulaire, l'hydropisie dans les maladies du cœur.

On dirige toujours le traitement selon les ndications que présentent les maladies coexistantes.

Des moyens thérapeutiques.

> Medicus, naturæ minister et interpres, quidquid faciat et ferat, si naturæ non obtemperat, natura non imperat.
>
> (BAGLIVI.)

Les moyens employés par le médecin pour guérir ont été divisés en moyens chirurgicaux, pharmaceutiques et hygiéniques.

MOYENS CHIRURGICAUX.

La chirurgie s'appuie sur des connaissances précises, ses indications sont évidentes, ses résultats immenses, ses services incontestables.

La chirurgie est ce qu'il y a de mécanique en thérapeutique ; on n'y a recours qu'après avoir épuisé tous les moyens de l'hygiène et de la pharmacie ; ses secours sont les derniers et les plus efficaces : « Quæ medicamenta non sanant, ferrum sanat ; quæ ferrum non « sanat, ignis sanat ; et quæ ignis non sanat, insanabilia » (Hippocrate).

Un phlegmon par exemple réclame dans son traitement l'emploi successif de moyens diététiques, pharmaceutiques et chirurgicaux.

La chirurgie exige une connaissance exacte du corps de l'homme ; c'est l'anatomie qui dirige sûrement le fer du chirurgien à travers l'épaisseur de nos tissus et à travers l'obscurité des parties les plus profondes.

Le chirurgien doit avoir des sens fidèles, du sang-froid, un jugement sûr, et une main ferme et adroite :

> Sit juvenis, strenuus, audax, solers et immisericors.

MOYENS PHARMACEUTIQUES.

Rechercher les médicaments, déterminer leurs propriétés, les classer, les préparer : telles sont les questions qui intéressèrent toujours le médecin.

Les médicaments si nombreux que nous possédons aujourd'hui ont été découverts par le hasard, par l'empirisme, par l'histoire naturelle, et par la chimie ; ce sont les sources principales de la matière médicale.

1° Le *hasard*. Le hasard a donné les spécifiques, ce sont les médicaments qui guérissent radicalement.

On doit distinguer deux classes de spécifiques, les spécifiques de maladies et les spécifiques d'organes.

Le quinquina guérit les fièvres intermittentes ; le mercure, la syphilis : ce sont des spécifiques de maladies.

La digitale agit sur le cœur, la belladone dilate la pupille, les cantharides stimulent les voies urinaires : ce sont des spécifiques d'organes.

Un spécifique modèle serait celui qui ne guérirait qu'une seule maladie et la guérirait toujours.

2° L'*empirisme*. Les médecins, nommés *astrologi* par Linné, cherchaient à découvrir les propriétés des plantes en comparant leurs formes aux signes du zodiaque.

Paracelse et les *signatores* avaient résumé leurs doctrines sous la forme de trois propositions :

1° Toute plante qui ressemble à certaines parties du corps humain guérit les affections de ces parties : ainsi la capillaire ressemble à des cheveux, elle doit guérir les affections du cuir chevelu : *Simile ad simile pertinet.*

2° Les plantes qui ressemblent à certaines maladies doivent les guérir : la chélidoine et la carotte ont un suc jaune ; on les a vantées dans la jaunisse.

3° Les qualités bonnes ou mauvaises des végétaux peuvent se transmettre à notre espèce plus ou moins facilement : les plantes qui produisent beaucoup de graines donneront la fécondité.

3° L'*histoire naturelle*. Théophraste, le premier, a eu l'idée de décrire les propriétés des plantes d'après leur forme extérieure.

La mauve et l'ellébore ont toujours et partout, l'une des propriétés émollientes, et l'autre des propriétés narcotiques ; ces pro-

priétés tiennent donc à la plante elle-même, et non à sa récolte ni
à sa culture.

Chaque végétal a ses parasites : l'*uredo rosæ* vit sur toutes les
plantes du genre *rosa*, mais il ne peut vivre sur celles des genres
voisins.

L'expérience confirme que toutes les malvacées sont émollientes,
les gentianées amères, les labiées aromatiques, etc.

Linné avait fait toutes ces observations, il en avait conclu une
loi :

«Plantæ quæ caracteribus conveniunt, conveniunt proprietatibus»,
disait le grand naturaliste.

4° La *chimie*. «L'homme, disait le chimiste Sylvius, n'est qu'un
laboratoire dans lequel des liquides se combinent selon les lois chimiques. La vie est la série des actions chimiques qui se passent dans
l'économie. La thérapeutique consiste à favoriser ou à empêcher ces
combinaisons; ses moyens lui sont fournis par les connaissances
acquises dans les laboratoires. »

La chimie nous a fourni de nombreux médicaments; ses résultats
ont été admirables, ses progrès ont étonné le monde.

Elle pénètre dans la secrète composition des corps, saisit les éléments des gaz, les isole, les définit, les pèse et les recompose; elle
explique les phénomènes jusqu'alors incompréhensibles de la respiration et de la combustion; elle découvre le chloroforme, et les opérations se font sans douleur; elle poursuit les poisons à travers tous les
tissus de l'économie, et les retrouve dans tous les liquides. Les tri-
bunaux appellent cette chimie *merveilleuse,* et les magistrats s'in-
clinent devant elle.

Riche de son passé, fière de son présent, la chimie est devenue
très-hardie dans ses espérances ; elle a voulu régenter la médecine
tout entière, mais il est au moins deux grandes classes de maladies
qui lui échappent complétement : les accidents mécaniques et les
affections morales.

L'histoire naturelle et la chimie nous font connaître les médicaments, mais ces deux sciences ne peuvent nous apprendre leur action sur l'homme.

Les médicaments et l'organisme vivant sont les deux termes du problème.

Le but du savant est de découvrir les propriétés des médicaments; le médecin doit en faire l'application sur l'homme malade.

Il n'y a qu'une méthode; elle est dictée par la raison, elle est fondée sur l'observation et l'expérience.

Le savant doit expérimenter chaque médicament sur l'homme sain ou sur les animaux, et noter exactement les effets qui en résultent.

Le médecin doit observer attentivement les effets de chaque médicament dans les maladies.

La pharmacie lui fait connaître les avantages et les inconvénients des associations médicamenteuses.

La pharmacologie ou la science des médicaments a donc été divisée en trois parties :

La matière médicale nous fait connaître l'origine et les caractères des médicaments; elle les classe en minéraux, végétaux et animaux.

La pharmacie est l'art de les préparer; elle les classe suivant les différentes formes officinales et magistrales qu'elle leur donne.

La thérapeutique étudie l'action des médicaments sur l'homme sain et sur l'homme malade.

Elle les classe, suivant leurs effets physiologiques, en toniques, stimulants, narcotiques, altérants, etc. ; elle les classe aussi suivant leurs effets curatifs. Cette dernière méthode tend à multiplier les spécifiques, qui cependant sont si rares en réalité; elle est séduisante aux yeux des gens du monde.

Nous ne pouvons jamais combattre les maladies sans les secours de la nature. Le but de toutes nos recherches scientifiques et de tous nos moyens thérapeutiques est de modifier favorablement la force mystérieuse dont les manifestations fonctionnelles ont été altérées par la maladie : c'est elle qui gouverne les actes de la vie. Nous devons être familiers avec ses susceptibilités, examiner ses tendances, connaître ses manières d'agir, pour varier nos méthodes comme elle varie ses réactions :

> Et quoniam variant morbi, variabimus artes ;
> Mille mali species, mille salutis erunt.

MOYENS HYGIÉNIQUES.

Tout se tient, tout se lie, tout s'enchaîne, dans les sciences médicales. L'hygiène a pour but la conservation de la santé ; ses règles sont utiles, nécessaires pour obtenir la guérison ; elles modifient les symptômes, guérissent les lésions, détruisent les causes.

L'hygiène est plus importante que la pharmacie ; ses moyens sont plus puissants que tous les médicaments. On peut douter de l'efficacité des remèdes : personne ne doute de la puissance de l'hygiène.

La nature seule guérit sans médicaments avec les secours d'une hygiène bien entendue. Supprimez les moyens hygiéniques, tous les remèdes sont impuissants, le mal fait des progrès rapides, la mort arrive fatalement.

Les moyens hygiéniques sont tous les agents de la nature qui exercent quelque influence sur l'homme, et la morale, qui démontre l'utilité de la vertu, donne de sages préceptes et calme les passions.

Le corps s'affaiblit sous l'influence d'une chaleur accablante ; les mouvements deviennent lents et pénibles, les passions s'assoupissent, l'intelligence est peu active.

Un froid intense engourdit le corps et l'esprit. L'homme qui a froid est incapable de sentir, de penser et d'agir ; le sommeil vient avec peine ; il est douloureux, nullement réparateur.

Sous une douce température, comme celle du printemps, lorsque l'air est pur, qu'il n'est ni humide ni trop sec, une sensation pleine de charme se répand dans tout l'organisme. Le cœur bat avec force, la respiration s'accélère; la digestion, l'absorption s'activent; le traits s'épanouissent, les passions bienveillantes et expansives s'éveillent avec la lumière inaltérable du soleil; la plante se développe et fleurit; l'oiseau est joyeux, et chante la nature; l'homme est heureux; il aime, il admire, il espère, il pense à Dieu.

L'action seule des aliments est tellement puissante qu'elle change la texture des organes et modifie le moral de l'homme. Galien a écrit qu'il rendrait un homme sage, prudent, habile, courageux, chaste, ou lui imprimerait les vices opposés, par l'action seule des aliments.

Les peuples qui mangent de la viande sont plus actifs et plus forts que ceux qui n'en mangent pas; ils sont plus courageux à la guerre, plus audacieux dans leurs entreprises, et supérieurs dans tous les arts.

Il est aussi une *thérapeutique morale* qui soutient l'âme dans ses faiblesses, la console par l'espérance, la calme par la sympathie.

L'accent du cœur doit toujours animer les paroles du médecin, pour qu'elles arrivent jusqu'à l'âme de celui qui souffre (Esquirol).

Désirer les choses utiles et agréables, fuir les choses nuisibles et désagréables : telles sont les deux sources des passions. ·

Les passions agissent puissamment dans les maladies nerveuses. Ces maladies n'ont souvent pas d'autre cause et elles ne sauraient avoir d'autre moyen thérapeutique : «Ira et spes auferunt timorem «et lætitia mœstitiam; passio enim non medicina, sed alia passione «contraria superatur» (Cic.).

On réprime ou on excite les passions par des moyens physiques et par des moyens moraux; ces derniers portent directement leur action sur l'âme : ce sont la religion, la morale, et la philosophie.

La *religion* nous donne la foi et l'espérance, vertus sublimes, qui assurent le repos, la paix et le contentement de l'âme.

La *morale* nous enseigne à modérer les passions, à cultiver les vertus et à réprimer les vices.

La *philosophie* nous inspire l'amour de la sagesse. Elle exerce toujours son heureuse influence sur l'homme ; elle lui reconnaît un corps, et elle veut le fortifier ; des qualités morales, et elle veut les perfectionner ; une intelligence, et elle veut la cultiver.

Elle enseigne au médecin ses devoirs envers lui-même, envers ses malades, envers ses collègues, afin qu'il honore sa profession et qu'il mérite l'estime publique par un savoir profond, par une longue expérience, par une exacte probité et une vie sans reproche.

« Il faut, dit Hippocrate, que le médecin unisse la sagesse à la médecine et la médecine à la sagesse, c'est-à-dire qu'il s'étudie à connaître les hommes, pour les éclairer, les secourir et les conserver. »

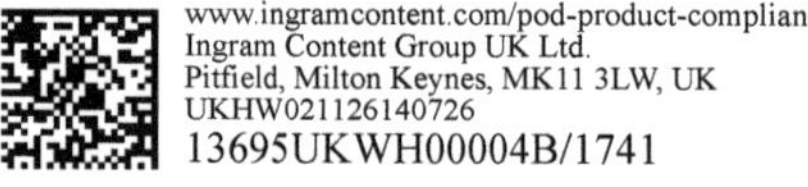